ESSAI

SUR

LA TYPHLITE

PAR

Élie BARRÉ,

Docteur en médecine de la Faculté de Paris,
Ancien élève de l'école du service de santé militaire de Strasbourg,
Aide-major stagiaire au Val-de-Grâce.

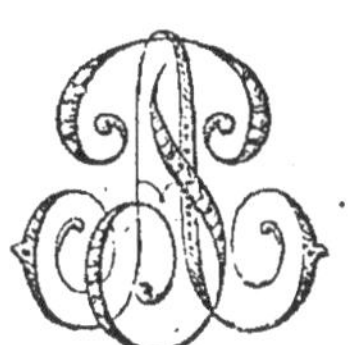

PARIS

IMPRIMERIE DE A. PARENT

IMPRIMEUR DE LA FACULTÉ DE MÉDECINE,
rue Monsieur-le-Prince, 31.

—

1873

ESSAI

SUR

LA TYPHLITE

PAR

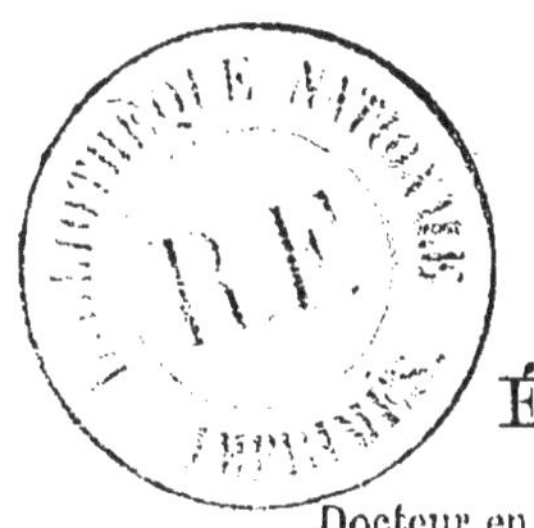

Élie BARRÉ,

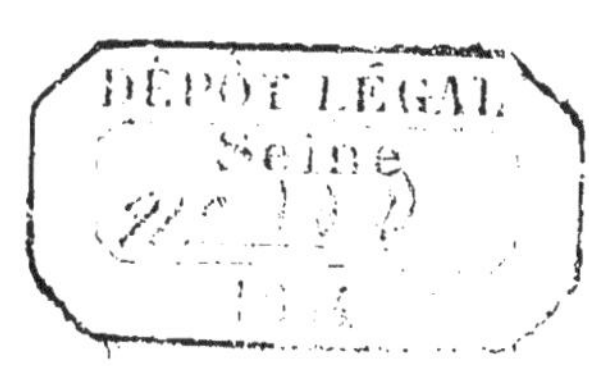

Docteur en médecine de la Faculté de Paris,
Ancien élève de l'école du service de santé militaire de Strasbourg,
Aide-major stagiaire au Val-de-Grâce.

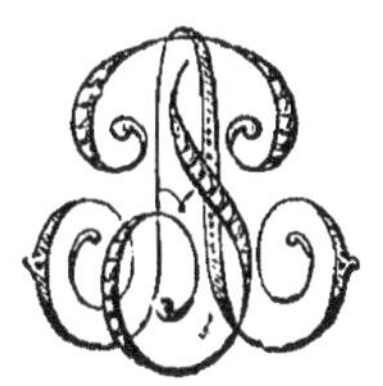

PARIS

IMPRIMERIE DE A. PARENT

IMPRIMEUR DE LA FACULTÉ DE MÉDECINE,
rue Monsieur-le-Prince, 31.

—

1873

ESSAI

SUR

LA TYPHLITE

Le titre seul de notre travail montre assez que nous n'avons pas la prétention de dire le dernier mot sur la question que nous allons traiter. Le nombre, l'autorité des médecins qui en ont rapporté des observations et fait une maladie à part, est trop considérable pour refuser davantage à la typhlite la place que lui ont assignée, dans le cadre nosologique, son étiologie, sa marche et ses symptômes.

Ces divers auteurs se sont succédé, chacun faisant ressortir l'importance d'un ou de plusieurs signes qu'il avait rencontrés, prédominant dans la maladie. Plus tard viendront encore d'autres observateurs, qui, s'appuyant sur les recherches précédemment faites, et sur leurs propres découvertes, mettront en évidence quelque symptôme nouveau propre à éclairer la question. Ainsi se fait la science.

Quant à nous, nous nous sommes attaché à faire connaître, sur ce sujet, l'état actuel de nos connaissances, et cela par l'étude du plus grand nombre possible des observations et des mémoires sur la typhlite. Nous avons profité également d'une récente Conférence clinique faite à la Pitié par M. le professeur Lasègue, à propos d'un malade dont nous rapportons l'observation à la fin de ce travail. (Voir observation 1.)

HISTORIQUE.

Le mot typhlite ou typhlo-entérite sert à désigner l'inflammation du cæcum (cæcite de Piorry). Il s'applique également à l'inflammation de l'appendice iléo-cæcal, bien que les auteurs ne se soient jamais appesantis sur cette dernière, en parlant de la typhlite. C'est Louyer-Villermay (*Archiv. gén. de méd.*, t. V, p. 246) qui a le premier attiré l'attention sur les maladies de l'appendice vermiforme, et fait pressentir l'importance en pathologie de cet organe, auquel jusqu'à lui on n'en attribuait aucune.

Autrefois, on a nié la typhlite comme entité morbide ayant ses symptômes spéciaux et méritant une étude séparée de celle des phlegmasies du reste de l'intestin. Dans le cours d'une entéro-colite ordinaire, en effet, l'inflammation du cæcum peut ne rien présenter de particulier, mais il n'existe pas moins quantité d'observations, d'après lesquelles, sans entérite préalable, sérieuse au moins, on constaté, localisés dans la fosse iliaque droite, des symptômes assez constants, se succédant assez dans le même ordre, répondant à des lésions assez identiques pour constituer une maladie spéciale, comme nous le verrons dans la suite de ce travail. Ce serait une erreur de répéter aujourd'hui, avec Grisolle : « que toutes ces prétendues typhlites ne sont que des phlegmons de la fosse iliaque droite. »

Depuis 1826, après Louyer-Villermay, un certain nombre d'auteurs, parmi lesquels Ménière, Unger, James Copland, Mélier, Husson et Dance, avaient publié des observations et des mémoires sur l'inflammation du cæcum ; mais ce n'est qu'en 1838 qu'on trouve la typhlite décrite comme maladie spéciale. Le premier travail important est dû à Albers, alors professeur à l'Univerté de Bonn. Le savant Allemand, après avoir donné un compte-rendu des divers cas observés avant lui, et d'une certaine quantité d'autres qu'il a observés lui-même, reconnaît et décrit quatre espèces de typhlite :

1° Inflammation aiguë du cæcum ;

2° Inflammation du tissu cellulaire environnant ;

3° Inflammation par suite de corps étrangers et d'amas de matières fécales ;

4° Inflammation chronique du cæcum.

Remarquons d'abord que dans cette division il n'est nullement fait mention de l'appendice iléo-cæcal. Albers, en effet, n'en parle pas dans son travail.

En second lieu, il étudie, sous le nom de typhlite stercorale, comme typhlite à part, ce qui
n'est souvent que la cause de la typhlite vraie,
une tumeur stercorale.

Est-il besoin d'ajouter que l'inflammation du
tissu cellulaire qui avoisine le cæcum n'est pas
l'inflammation du cæcum lui-même? Ces deux
affections sont, il est vrai, en quelque façon, soli-
daires l'une de l'autre, en ce sens que la pérityphlite reçonnaît la plupart du temps pour cause
immédiate l'inflammation du cæcum, et que la
réciproque existe, quoique bien plus rare ; elles
ne sont cependant pas absolument identiques, et
M. le professeur Béhier en a donné un diagnostic
différentiel très-autorisé dans une de ses leçons
cliniques à l'hôpital de la Pitié (3 juin 1867).

Dirons-nous que la typhlite chronique n'est
autre que la typhlite aiguë à plus longue échéance,
et lui refuserons-nous de mériter une étude spéciale? Non, et en cela nous partageons l'opinion
de M. le professeur Lasègue, qui n'hésite pas à
admettre une typhlite chronique d'emblée, ou typhlite secondaire, pouvant durer pendant des an-
nées entières, et même ne jamais s'effacer complètement.

Nous admettrons trois types de typhlite, subaiguë, aiguë et chronique, et nous nous occupe-
rons en même temps de l'inflammation de l'appendice iléo-cæcal.

DU ROLE DU CÆCUM ET DE SON APPENDICE.

Le cæcum, cette dilatation en ampoule de l'intestin, remplit à lui seul la fosse iliaque droite ; sa longueur habituelle est de 8 à 10 centimètres, a l'état de dilatation; son diamètre atteint de 8 à 9 centimètres. Il n'est pas vertical, mais se dirige, en général, un peu obliquement, de bas en haut, de dedans en dehors, et d'avant en arrière.

Il répond en avant à la paroi abdominale, en arrière à l'aponévrose iliaque, à laquelle il adhère par un tissu lâche, et par l'intermédiaire du péritoine, s'il est vide; en dehors, à l'épine iliaque antéro-supérieure et à la crête iliaque correspondante; en dedans, il se continue avec l'iléon. Il est recouvert par le péritoine, qui ne s'applique pas à sa partie postérieure, à l'état de dilatation ; à l'état de vacuité, il lui forme une sorte de pédicule, le mésocæcum.

M. Sappey le compare à un second estomac, succédant à l'intestin grêle et dans lequel l'iléon déverse le résidu de la digestion, comme l'œsophage déverse dans le grand cul-de-sac de l'estomac le produit de la mastication. Le cæcum serait donc un diminutif de l'estomac. D'après certains auteurs même, il aurait la propriété de sécréter un acide particulier, qu'on a comparé à l'acide du suc gastrique.

D'autres ont affirmé n'avoir jamais trouvé la

moindre acidité dans le cæcum, le résidu de la digestion étant au contraire toujours alcalin.

Nous nous bornerons à exposer ces deux opinions contradictoires, que nous n'avons pas à discuter ici ; nous ajouterons seulement que la seconde a plus de partisans autorisés que la première.

A propos de l'étiologie, nous parlerons d'une disposition dans la structure du cæcum, qui est particulièrement favorable à la congestion de la muqueuse et à l'inflammation de toute cette portion de l'intestin, par suite de l'arrêt des matières fécales.

Quant à l'appendice vermiforme, les auteurs en sont encore à se demander quel est son rôle dans l'économie, d'autant plus qu'on en a souvent constaté l'absence, sans qu'il en fût, chez le sujet vivant, résulté la moindre gêne. Zambécari en a fait la ligature et l'ablation chez deux chiens, et avec succès. Hestivier et Morgagni ont trouvé souvent cet appendice rempli de grains de plomb de noyaux de cerises ; on y a découvert une grosse épingle occupant le centre d'un calcul, et la mort étant survenue par toute autre cause, les malades n'avaient jamais éprouvé de douleur dans la fosse iliaque droite.

Opposons à ces faits les cas d'inflammation de cet inoffensif appendice, dans lesquels le malade est emporté au bout de quelques jours, par une péritonite foudroyante, déterminée par sa perforation, et nous arrivions presque à comprendre qu'on ait proposé d'en faire la ligature tout au début de son inflammation. (Mélier, *Archiv. gén. de méd.*, 1827.)

Cet appendice, creusé d'un canal du diamètre d'une plume d'oie, long de 6 à 18 centimètres, est attaché à la base du cæcum, accolé à sa face postérieure. Il communique en haut avec la cavité du cæcum par un orifice arrondi sur lequel on constate normalement une sorte de valvule formée par un repli de la muqueuse. Il est ordinairement rempli de mucus qui se déverse dans le cæcum : la valvule empêche en effet les matières fécales de passer du cæcum dans l'appendice, mais ne met pas d'obstacle au passage du mucus de l'appendice dans le cæcum.

Nous devons aussi mentionner la valvule iléo-cæcale ou de Bauhin, ce cardia du second estomac, comme on l'a encore appelée, qui est disposée de manière à admettre les matières dans le cæcum, mais à en empêcher le reflux dans l'iléon. Son importance dans la maladie qui nous occupe est capitale. Son épaississement et son oblitération, suite de la propagation de l'inflammation sur ses deux lames, ont produit en effet des accidents terribles, comme en témoignent plusieurs observotions, entre autres une de Mélier (1830).

ÉTIOLOGIE.

Nous divisons les causes de la typhlite en causes prédisposantes et en causes déterminantes.

Causes prédisposantes.

1° *Age*. C'est dans la période comprise entre 15 et 30 ans que la typhlite est le plus commune. On a constaté nombre de typhlites dans l'enfance, mais, règle générale, sans gravité. Il n'en est pas de même de celles qu'on rencontre chez les vieillards, et cela pour deux motifs : d'abord, à cause de la diminution de vitalité en général, qui a son retentissement sur les contractions du cæcum comme sur le reste de l'économie; ensuite, à cause des aliments eux-mêmes qui, n'étant pas suffisamment triturés et par contre assez attaqués par les acides qui doivent agir sur eux, jouent le rôle de corps étrangers plus ou moins durs, qui arrivent dans le cæcum prédisposé, et par leur séjour et souvent leur décomposition irritent la muqueuse, comme nous le verrons plus tard.

2° *Sexe*. — Trois statistiques ont été établies, qui prouvent la fréquence plus grande de la typhlite chez l'homme que chez la femme. D'après Bamberger, Marchal de Calvi et Volz, de Carlsruhe, elle serait de 80 pour 100 chez l'homme, 20 pour 100 chez la femme.

3° *Constitution*. — Cependant une débilitation quelconque de l'économie, toute faiblesse de constitution congénitale ou acquise prédispose à la typhlite, et cela d'une façon analogue à la pré-

cédente, au point de vue des contractions intestinales.

4° *Habitude.* — Une vie sédentaire, des occupations qui exigent la position assise, le manque
d'exercice, sont autant de causes qui favorisent la
rétention des matières, et à la première occasion
amènent une typhlite.

On est tenté d'établir un rapprochement entre
la typhlite et la gravelle au point de vue de l'influence de ces causes.

5° *Exercices trop violents après les repas.* —
Si le manque d'exercice prédispose à la typhlite,
l'excès n'agit pas moins, d'une façon tout opposée.
Les journaux de médecine anglais abondent
d'exemples de typhlite reconnaissant pour cause
les exercices gymnastiques, auxquels, dans les
pensions et colléges, les jeunes gens se livrent
après les repas. Ici les aliments traversent trop
rapidement le tube digestif et viennent brusque-
ment remplir et encombrer le cæcum.

6° Paralysie, constriction spasmodique, rétrécissement cicatriciel ou autre du cæcum sont autant de causes qu'il suffit de nommer, et qui
agissent en favorisant l'accumulation et l'arrêt
des matières.

7° Des adhérences anormales, amenant une
déviation du cæcum ou de son appendice.

8° *Tubercules.* — Plusieurs observations ont
établi que, chez un sujet tuberculeux, sujet à des

affections du tube digestif, la tuberculose présentera toujours des lésions sur le cæcum, que ces lésions précéderont quelquefois celles du poumon, dans tous les cas auront une évolution plus rapide et amèneront souvent des perforations, à la suite desquelles se déclarera une péritonite mortelle.

9° *Fièvre typhoïde.* — Dans la convalescence de la fièvre typhoïde on voit souvent des malades présenter des symptômes de typhlite due à l'inflammation secondaire superficielle ou interstitielle qui survient après l'évolution totale du processus typhique. Ce phénomène commence alors par les follicules clos du cæcum, où ils sont plus nombreux que partout ailleurs.

La variole, la rougeole et la scarlatine agissent par le même mécanisme.

Toutes les maladies des intestins ou qui ont un retentissement sur les intestins peuvent produire la typhlite.

10° On a vu des abcès développés dans le voisinage du cæcum, enflammer ce dernier, le perforer et finalement, le pus être rendu par les selles.

11° *Inflammation phlegmoneuse primitive ou rhumatismale.* — Deux observations sont rapportées dans les *Archives gén. de méd.*, l'une en 1841, l'autre en 1859, tendant toutes les deux à reconnaître le froid comme unique cause de typhlite.

Ajoutons à toutes ces causes la direction,

la forme, la structure du cæcum, dont la surface interne est divisée en loges dues à l'entrecroisement sous la muqueuse des fibres musculaires transversales ou longitudinales. Ces loges constituent un réservoir tout prêt à recevoir les matières, et si la contractibilité du cæcum fait défaut, il y a bientôt tumeur stercorale, et le plus souvent typhlite comme conséquence.

Toutes ces causes s'appliquent également à l'inflammation de l'appendice vermiforme.

Causes déterminantes.

Sous ce nom de causes déterminantes, nous étudierons celles qui agissent directement par elles-mêmes sur la surface du cæcum ou de son appendice.

1° *Traumatisme.* — Le traumatisme est indirect, c'est-à-dire produit une inflammation du cæcum ou de son appendice, par suite d'une contusion, par exemple qui n'a pas intéressé les tissus dans la profondeur, mais seulement à la superficie : coup de bâton, chute sur le côté droit, etc.

Ou bien le traumatisme est direct, c'est-à-dire qu'après avoir perforé les tissus, l'instrument vulnérant atteint directement la muqueuse ; mais alors la typhlite n'est qu'une affection secondaire ; la principale qui emporte pour ainsi dire infailliblement le blessé, c'est la péritonite consécutive ou à la blessure ou à l'épanchement des matières dans le péritoine.

2° *Corps étrangers*. — On peut en distinguer de trois sortes : ou bien ils sont formés dans l'intestin lui-même, ou bien ils sont venus du dehors dans l'intestin, ou bien ils sont dans l'économie en dehors de l'intestin.

a. *Corps étrangers formés dans l'intestin*. — Ils constituent la cause, sans contredit, la plus fréquente de l'inflammation du cæcum et de son appendice. Nous devons citer en premier lieu les accumulations de matières stercorales (typhlite stercorale d'Albers). Les aliments sont arrivés dans le cæcum sans avoir, pour une cause ou pour une autre, subi une grande transformation, ou bien ce sont des matières fécales toutes formées, seulement, durcies, arrondies comme de petites boules qui se sont accumulées dans le rectum, à la faveur de la moindre cause prédisposante, d'où irritation et inflammation.

Ces mêmes matières, en comprimant le repli de la muqueuse qui forme la valvule de l'appendice et en recouvrant le canal, ont fermé l'issue aux produits des sécrétions de la muqueuse de cet appendice, ces produits ne s'échappant plus de ce canal, le distendent outre mesure, ou bien s'agglutinent autour de débris de matières fécales qui auront pu se loger dans le canal, et forment alors des concrétions dans lesquelles Volz de Calsruhe a reconnu :

1° Une matière grasse renfermant de la bile et des principes colorants ;

2° Du carbonate et du phosphate de chaux ;

3° De la magnésie, de l'ammoniaque et du phosphate de magnésie ;

4° Du chlorure de sodium.

Ces diverses couches entourent le noyau fécal. Telle est la composition de ce qu'on a appelé entérolithes, c'est-à-dire concrétions calcaires développées dans les intestins.

Certains auteurs, Forget entre autres, se fondant sur la consistance, l'aspect comme sébacé à l'état frais, l'aspect calcaire à l'état sec de ces concrétions, admettent qu'elles ne ressemblent guère à des matières fécales durcies. Favre dit qu'elles pourraient bien être le résultat de la solidification des produits folliculeux de l'appendice. Des observations sont venues appuyer cette manière de voir.

M. le professeur Béhier n'admet pas que l'accumulation de matières stercorales puisse seule déterminer les accidents de la typhlite : il faut en outre, pour lui, que ces matières aient déchiré une partie de la muqueuse en s'y implantant, de manière à rendre l'irritation plus efficace. Il fonde son opinion sur les cas de constipation opiniâtre qui ne présentent aucun symptôme inflammatoire du côté de l'abdomen.

M. le professeur Lasègue veut aussi que l'inflammation intestinale ait précédé l'accumulation des matières pour que la typhlite se produise.

M. Lebert est d'un avis opposé, et il faut convenir qu'il est des circonstances dans lesquelles les

Barré.

2

matières, par leur stagnation et leur accumulation seule, peuvent assez distendre le cæcum, érailler et irriter la muqueuse pour déterminer une typhlite.

a'. *Entozoaires.* — On a constaté dans plusieurs autopsies la présence de vers intestinaux, au milieu du pus provenant d'un abcès du cæcum, et, à défaut d'autre cause évidente, on a admis que l'inflammation avait été occasionnée par la présence de ces entozoaires. Quoi qu'il en soit, si la présence des entozoaires ne suffit pas pour déterminer l'inflammation du cæcum, elle n'en explique pas moins les inflammations et les perforations de l'appendice vermiforme. Dans ce cas, il est vrai, la conformation de l'appendice, canal étroit dans lequel le ver a toujours tendance à s'engager, en vertu des mouvements qu'il exécute, favorise grandement le développement de la maladie. Nous avons trouvé dans les auteurs bon nombre d'exemples de ce fait.

b. *Corps étrangers venus du dehors.* — Ces corps étrangers sont métalliques : grains de plomb, épingles, aiguilles (Portal), ou non métalliques : graines, noyaux de cerises (Barthez), pépins de raisins, fragments de verre, os, etc.

Chacun d'eux agit, soit en éraillant la muqueuse s'il est anguleux ou acéré, soit en servant de noyau, autour duquel se déposent des couches superposées de sels organiques et de matières fécales.

Ces divers corps étrangers s'accumulent plus volontiers dans l'appendice et l'oblitèrent souvent complètement ; de là à l'inflammation, à la perfoforation, et enfin à une péritonite mortelle, il n'y qu'un pas.

c. *Corps étrangers en dehors du cœcum dans ses parois ou dans le voisinage.* — M. le professeur Béhier en cite un cas : il s'agissait d'une tumeur syphilitique qui, comprimant le cæcum, déterminait une constipation de deux ou trois semaines. Au bout de ce temps, coliques violentes, douleur dans la fosse iliaque droite, nausées, vomissements, puis enfin débâcle spontanée qui débarrassait le malade jusqu'à réapparition des mêmes accidents.

Nous avons parlé déjà des abcès du voisinage s'ouvrant dans le cæcum.

Quant à la typhlite que nous avons appelée chronique d'emblée, elle reconnaît surtout pour cause une affection de l'intestin ; et le plus souvent elle est la suite d'une diarrhée chronique. Celle-ci, d'ailleurs, occupe surtout le cæcum et l'iléon (voir obs. 1).

ANATOMIE PATHOLOGIQUE.

Typhlite aiguë. — La muqueuse cæcale, dans la typhlite aiguë, est anatomiquement caractérisée par l'hyperémie et la turgescence glandulaire, elle ne présente aucune altération bien différente de celles de la muqueuse des autres portions de l'intestin. D'une coloration rouge plus ou moins foncée, elle offre toujours un certain degré de ramollissement et de friabilité. Le siége de la rougeur est le plus souvent limité aux environs des follicules clos; quelquefois elle est également répartie sur toute la surface de la muqueuse.

Cette surface présente un aspect chagriné, dû à la saillie des follicules tuméfiés.

Quant au contenu du cæcum, il se compose au début d'une grande quantité d'épithélium et de cellules de nouvelle formation, ne contractant qu'une faible adhérence à la surface de la muqueuse A une période plus avancée, on remarque un degre d'organisation de plus, et au lieu de cet exsudat liquide, on trouve une véritable membrane opaque, visqueuse, adhérente à la paroi de l'intestin. On y constate toujours la présence des éléments épithéliaux du début.

Pour reconnaître ces lésions, il faut un soin particulier et une attention minutieuse. Il n'est pas rare de ne plus retrouver après la mort la rougeur que nous avons signalée plus haut ; la muqueuse, au lieu d'être injectée, revêt un aspect pâle et grisâtre. Le tissu cellulaire sous-muqueux est infiltré de sérosité.

Dans les cas légers et de peu durée, ce tissu n'est pas modifié.

Quant à l'appendice iléo-cæcal, la grande particularité qu'il présente, quand il s'est enflammé, c'est d'être presque toujours le siége de perforations, souvent multiples, dues à la gangrène de ces parois. Cette gangrène a été la règle générale, comme le témoignent huit observations de Mélier (*Archives générales de médecine*, t. C. — Paris, 1827).

Typhlite chronique. — La rougeur vive est plutôt celle de la congestion veineuse (Forster); la muqueuse est colorée en brun-rouge, gris d'ardoise; elle est plus boursouflée encore que dans la typhlite aiguë. L'aspect chagriné de la surface muqueuse que nous avons déjà noté plus haut est plus prononcé encore ici; le relief est formé par de véritables nodosités blanchâtres, qui ne sont autres également que des follicules clos. Cette membrane muqueuse est toujours plus ou moins épaissie; on a parfois constaté à sa surface des excroissances ressemblant à des polypes.

La tunique musculaire est elle-même souvent atteinte, et alors on la voit, ou relâchée; ses fibres sont comme écartées les unes des autres; ou au contraire hypertrophiée. Quand cette hypertrophie embrasse le pourtour de l'intestin, ou seulement les bandelettes longitudinales, elle peut amener des rétrécissements de l'organe.

Enfin l'épaississement peut s'étendre aussi à la tunique fibro-celluleuse, et alors la paroi, hypertrophiée tout entière, est rigide et résistante à la coupe.

C'est dans ces conditions que se produit cette *blennorrhée intestinale*, par comparaison avec la blennorrhée uréthrale, et qui est constituée par des mucosités gélatineuses, visqueuses et transparentes.

On a remarqué quelquefois aussi, sur la muqueuse faiblement rougie, des eschares qui la font ressembler, d'après Niemeyer (Pathol. int.), a une surface saupoudrée de son. Sous ces eschares, on trouve des ulcérations superficielles qui ont une grande tendance à saigner.

Elles se produisent également, soit qu'il y ait un point de suppuration, soit une érosion, suite de la chute de l'épithélium ; elles se montrent le plus souvent aux endroits où s'accumulent les matières fécales, parce que c'est là surtout qu'agissent les corps étrangers qui éraillent la muqueuse.

Dans d'autres cas, l'ulcération, au lieu de commencer par la muqueuse, débute par les follicules; elle est arrondie, les bords en sont injectés, mais lisses, le fond inégal. Elle peut, comme dans le cas precédent, se terminer par perforation ou par cicatrisation.

La valvule peut alors être détruite, ou bien, dans le cas de cicatrisation, elle produit un arrêt des matières, soit par simple déformation ou par rétrécissement vrai.

Les accidents formidables de péritonite qu'on voit assez souvent se manifester dans le cours de la typhlite, quand le malade marche ou reste trop longtemps debout, ne reconnaissent pas d'autre cause, la plupart du temps, que l'issue des matières, à la suite d'une perforation du cæcum ou de son appendice.

Aussi fréquemment que la péritonite, on constate l'inflammation du tissu cellulaire qui entoure le cæcum : c'est la pérityphlite qui peut aussi, d'après Niemeyer, se développer d'une manière indépendante (pérityphlite rhumatismale). Nous n'avons pas à discuter cette opinion que d'autres auteurs combattent. D'ailleurs, malgré les phénomènes d'intimité qui unissent la pérityphlite et la typhlite, nous ne considérons que cette dernière dans notre travail.

Nous avons vu que la valvule iléo-cæcale pouvait s'ulcérer, par propagation du processus ulcératif qui a envahi le cæcum ; comme les parois de ce dernier, aussi; elle peut s'indurer, s'épaissir, se rétracter, et amener les différents désordres correspondant à ces lésions : occlusion intestinale, invagination, etc., etc.

SYMPTOMATOLOGIE.

Typhlite subaiguë. — Cette forme de typhlite, que nous rapprochons volontiers de la typhlite stercorale d'Albers, et qui reconnaît en effet le plus souvent pour cause l'accumulation de matières stercorales dans le cæcum, irrité préalablement, ne présente guère que les symptômes dus à la rétention de ces matières dans l'ampoule cæcale.

Ainsi, le sujet atteint a remarqué que les selles

devenaient de plus en plus rares, leur produit plus sec ; c'est à la suite d'un écart de régime qu'ont débuté les accidents. L'abdomen est tendu, des gaz s'y sont développés en abondance, de temps à autre surviennent des tranchées, qui siégent surtout au-dessus de l'ombilic. La palpation et la percussion font découvrir dans la fosse iliaque droite une tumeur, très-douloureuse au toucher, de forme ovalaire, occupant l'ampoule cæcale, et remontant plus ou moins haut, à gauche, selon la plus ou moins grande accumulation des matières. Les nausées et les vomissements sont fréquents aussitôt que le malade se livre à des mouvements ou prend quelque nourriture (observation 4).

Le pouls est largement accéléré, la peau chaude ; la langue, ordinairement blanchâtre, présente une coloration plus ou moins rouge sur ses bords. L'appétit est assez bien conservé. Si on fléchit la cuisse droite sur l'abdomen, le malade accuse de la douleur dans le pli de flexion.

La constipation dont il souffre cède à un purgatif ou à un lavement huileux ; la tumeur diminue, l'empâtement qui existe d'ordinaire autour du cæcum et dans ses parois, diminue également, puis finit par disparaître. Au bout de trois ou quatre jours, tout est rentré dans l'ordre, sans accident notable.

Typhlite aiguë. — Mais la maladie ne se manifeste pas toujours ainsi. Après un début ressemblant plus ou moins à celui que nous venons de voir, le malade est saisi de frissons très-intenses, se répétant à diverses reprises ; le pouls est très-précipité (120 à 130 pulsations à la minute), le facies, très-animé d'abord, ne tarde pas à devenir le type de ce qu'on a appelé facies gastrique, mieux nommé intestinal : face pâle, coloration jaunâtre dans les enfoncements qu'on trouve près de la bouche et du nez, yeux entourés d'un cercle gris bleuâtre, regard abattu. La peau prend la teinte blanc jaunâtre cachectique, les mains sont froides. Souvent les pieds sont le siége de sueurs abondantes, comme chez le malade dont nous rapportons l'observation (obs. 3).

Agitation continuelle, perte absolue de sommeil, fatigue plus considérable le matin que le soir.

L'abdomen est saillant et tendu, la tumeur qui siége dans la fosse iliaque droite est le point de départ de douleurs insupportables quand on pratique la palpation, à laquelle d'ailleurs se refuse souvent le malade. Toute la région lombaire droite est engourdie, et l'engourdissement s'étend jusque dans la cuisse droite ; le testicule droit est rétracté.

La constipation est opiniâtre, les selles ne se produisent que tous les cinq ou six jours, les deux ou trois semaines (observation de M. Béhier).

Les matières sont dures et moulées sous forme de boules. L'appétit manque complètement. Si le malade est abandonné à lui-même, les flatuosités,

la pesanteur, la tension de l'abdomen augmen-
tent, le poids même des couvertures est insup-
portable.

Les tranchées deviennent de plus en plus intenses, l'intestin grêle s'enflammant davantage.
Les divers organes qui environnent le cæcum se
prennent à leur tour, il y a pérityphlite et péritonite. Le développement de gaz dans tout l'abdomen donne à la percussion de la tumeur un son
plus ou moins clair de tympanite, au lieu du son
mat qu'on avait obtenu d'abord. La palpation permet de sentir les circonvolutions de l'intestin
grêle, dessinées à la surface de l'abdomen.

Les vomissements deviennent d'autant plus fréquents que les selles sont plus rares et moins co-
pieuses. Ils se composent d'abord des aliments,
puis de matières vertes, amères, bilieuses, enfin,
quelquefois d'un liquide brunâtre, d'une odeur
nauséabonde et d'une saveur stercorale. L'urine
est rouge, la fièvre redouble, la peau se couvre de
sueurs d'une odeur infecte.

Dans d'autres cas, au lieu de la constipation
opiniâtre que nous venons de noter, les selles sont
fréquentes (10 à 20 par jour). Elles soulagent les
douleurs de la fosse iliaque, mais ne diminuent
pas notablement la tumeur, celle-ci étant due en
grande partie à l'épaississement des tuniques du
cæcum et à l'empâtement du tissu cellulaire am-
biant. Ces selles renferment des mucosités souvent sanguinolentes; on a même remarqué que,
plus il y a de sang évacué, plus les symptômes

inflammatoires s'amendent. En effet, ces selles ne sont autre chose que des saignées plus ou moins répétées. D'un autre côté, si elles se renouvellent trop fréquemment, elles ne tardent pas à plonger le malade dans le marasme le plus complet.

Typhlite chronique. — Les symptômes diffèrent ici de ceux que nous venons d'observer. Les selles sont purement cholériques, ne déterminent pas la moindre douleur. On constate dans la fosse iliaque droite un gargouillement plus limité que celui de la fièvre typhoïde. L'intestin est dilaté, le plus souvent il a perdu sa contractilité. Les matières accumulées dans son intérieur sont liquides. Le malade vaque à ses occupations; c'est à peine s'il éprouve quelque douleur à la marche.

Mais, un jour, la station verticale devient pénible, le malade est forcé de s'aliter. La tumeur, à la palpation, ne présente pas les caractères de celle que nous avons décrite plus haut. Ici on constate une sensation de rénitence particulière, qui est le fait de l'épaississement lent des parois du cæcum. On n'y retrouve pas la mobilité dans le sens transversal qu'on observe dans les autres formes. Celle-ci est adhérente à la paroi lombaire, le tissu péricæcal est induré.

S'il s'agit de l'inflammation de l'appendice vermiforme, les symptômes présentent une grande analogie avec ceux que nous venons de décrire.

« C'est au point, dit M. le professeur Lasègue,
« que le diagnostic ne peut être porté sûrement
« que *post mortem.* »

Nous ne devons donc accepter que sous toute
réserve l'assertion de Sevestre, qui affirme avoir
diagnostiqué l'inflammation de l'appendice vermiforme, pour en avoir observé un premier cas,
quelque temps auparavant, tellement, d'après
lui, les symptômes d'inflammation de l'appendice seraient caractéristiques. (*Journal général
de médecine*, 1827.) Quant à nous, le seul symptôme que nous trouvons en plus dans l'inflammation de l'appendice que dans celle du cæcum,
est le symptôme colique, qui n'est pas non plus
constant dans cette dernière, et qui par contre
peut se rencontrer dans la première, pour peu
qu'il y ait participation de l'iléon à l'inflammation du cæcum.

Un autre symptôme qui, d'après Sevestre, est
caractéristique de l'inflammation de l'appendice,
c'est la douleur énorme qu'éprouve le malade,
lors de la perforation de l'appendice, perforation
qui est la règle dans cette affection. Quoiqu'il en
soit, cette douleur n'est due qu'à la péronite
déterminée par l'épanchement dans le péritoine
du contenu de l'appendice ; et pourquoi n'en
serait-il pas de même dans le cas de perforation
du cæcum ? D'ailleurs, à cette période, le diagnostic est toujours d'importance purement théo-
rique. En effet, d'un côté cette péritonite est,
règle générale, promptement mortelle, et ensuite

le traitement serait le même dans un cas comme dans l'autre.

DIAGNOSTIC.

Nous venons de voir, par ce qui précède, qu'il importe assez peu de confondre l'inflammation du cæcum et l'inflammation de son appendice.

Mais il est d'autres affections qui ont également pour siége la fosse iliaque droite et qu'il importe de ne pas confondre avec la typhlite : telles sont la pérityphlite, la simple accumulation de matières stercorales, une péritonite circonscrite, le cancer du cæcum, le psoïtis, l'étranglement interne, la néphrite, l'ovarite, les phlegmons de la fosse iliaque droite.

1° La pérityphlite ne présente jamais de frisson au début (Grisolle, Albers, Posthuma), tandis que ce symptôme est constant dans la typhlite. Il ne suffirait pas néanmoins pour affirmer tout à fait au début l'existence d'une typhlite. La tumeur de la pérityphlite est située dans le tissu cellulaire lâche qui unit le cæcum au fascia iliaca, peu mobile d'ordinaire : mais les mouvements qu'on lui imprime, quoique limités, sont possibles dans tous les sens ; tandis que la tumeur de la typhlite n'est mobile que latéralement.

2° La simple accumulation de matières stercorales dans le cæcum n'occasionne pas à la palpation la douleur que nous avons signalée si intense dans la typhlite ; en outre un purgatif a bientôt établi sûrement le diagnostic. En effet,

dans le premier cas, la tumeur disparaît complètement, ce qui n'a pas lieu quand le cæcum est
enflammé.

3° Une péritonite limitée à la fosse iliaque
droite occasionne, elle aussi, une douleur vive
dans cette région, des nausées, des vomissements, de la constipation, mais le début de l'affection est différent, et la tumeur qui en résulte
souvent offre une rénitence molle étrangère aux
productions solides. (Jaccoud.)

4° La tumeur cancéreuse du cæcum produisant
la teinte jaune-paille caractéristique ne peut être
confondue avec la tumeur de la typhlite : mais
souvent on rencontre le cancer du cæcum sans
cette teinte cachectique. On s'en rapporte alors
aux symptômes du début. Jamais, dans le cancer,
on ne note le frisson initial de la typhlite. En
outre, les selles rubanées, et comme passées à la
filière de l'affection cancéreuse, diffèrent complètement des selles moulées en boule de la
typhlite.

5° Dans le psoïtis, on ne constate pas de tumeur, à proprement parler, mais seulement une
sorte de rénitence allongée sur le côté le plus interne de la région iliaque. La marche et surtout
la terminaison du psoïtis sont d'ailleurs complètement différentes.

6° Dans les cas d'étranglement interne, on
n'observe jamais de fièvre ; la température a été
trouvée, au contraire, inférieure de 2 ou 3 de-
grés à la température normale.

7° Quant aux phlegmons de la fosse iliaque qui présentent tous les symptômes de la typhlite, le meilleur moyen de les en différencier est de remplir le gros intestin, au moyen d'un lavement, et de pratiquer ensuite la percussion et la palpation. Ce procédé lèvera tous les doutes. (Blatin, thèse de Paris, 1868.)

8° La néphrite occasionne assez rarement une tumeur que l'on puisse confondre avec la typhlite, mais les altérations de l'urine montrent que l'on n'a pas affaire à une inflammation du cæcum.

9° Dans les cas d'ovarite, la tumeur n'est pas limitée comme dans la typhlite. La partie inférieure de l'ovaire se perd dans l'excavation pelvienne, et le toucher permet de constater un déplacement de l'utérus qui est un peu incliné en avant ou en arrière.

10. On a observé un cas dans lequel une typhlite avait pris un tel développement qu'elle avait été confondue avec un kyste hydatique du foie ; mais de telles méprises sont rares.

PRONOSTIC

Dans la typhlite, comme dans toutes les autres maladies, le pronostic dépend d'une foule de considérations dont le médecin doit toujours tenir compte.

Nous ne citons ici que pour mémoire l'influence : de l'âge, la vieillesse donnant toujours lieu à un pronostic plus sérieux ; du sexe, la maladie est moins fréquente : mais plus grave, toutes choses égales d'ailleurs, chez la femme que chez l'homme ; de la constitution : toutes les causes d'affaiblissement de l'économie sont autant de conditions aggravantes pour le pronostic.

La terminaison sera aussi variable, selon qu'il s'agira d'une typhlite simple ou d'une typhlite compliquée.

Les cas de typhlite simple sont en général assez bénins quand on s'est occupé de remédier au mal dès les premiers accidents. Il peut arriver néanmoins, même dans ces cas, que la typhlite, bien que menée à bonne fin, laisse dans le cæcum des traces de son passage. Nous voulons parler de la guérison des ulcérations de la muqueuse. Pour peu, en effet, qu'elles aient envahi en profondeur la paroi du cæcum, la perte à réparer étant plus considérable, se remplit d'un tissu de cicatrice qui se rétracte davantage et devient bien souvent la cause de rétrécissements de cette portion du tube digestif. De là des constipations opiniâtres, une continuation de subinflammation de l'intestin, entérite chronique qui laisse toujours le malade sous le coup d'affections plus redoutables.

Nous pouvons donc dire que, dans les cas de typhlite, même les plus simples, le pronostic doit toujours être réservé, parce qu'on ne peut jamais être sûr à l'avance que quelque complication inattendue ne viendra pas aggraver la position du malade.

Si nous devons toujours être sur nos gardes quand il s'agit d'une typhlite sans complication, à combien plus forte raison devons-nous observer le malade quand nous avons à lutter contre de nouveaux obstacles à la guérison !

Il est de notre devoir de les noter en passant et de montrer combien chacune d'elles peut et doit entrer en ligne de compte pour le pronostic.

La plus fréquente de toutes est la perforation. Elle peut être due à un corps étranger qui s'implante dans la paroi intestinale : os, aiguille, etc., et s'appeler alors primitive. La science possède certains cas de perforations du cæcum qu'on n'a jamais pu rattacher à aucune cause bien établie et auxquelles on a donné le nom de *spontanées*.

Mais la perforation la plus commune est celle qui succède aux ulcérations dont nous avons parlé plus haut ou encore à la gangrène, surtout quand il s'agit de l'appendice vermiforme.

Cette perforation n'est pas très-fréquente dans l'inflammation du cæcum. On ne l'observe guère que dans les cas où l'ampoule cæcale a été distendue outre mesure par des matières qui s'y sont arrêtées pendant un certain temps. Celles-ci, par la compression exercée sur les parois du cæcum, ont mis un obstacle complet à la circulation dans la partie comprimée et en ont déterminé le sphacèle.

Il n'en est pas de même de l'appendice vermiforme qui se gangrène, au contraire, avec une grande facilité, témoin huit observations de

Mélier dans lesquelles la perforation a été causée sept fois par la gangrène de l'appendice. (Mélier, *loco citato*.)

A la suite de la perforation, on observe fréquemment aussi une péritonite due à l'épanchement du contenu du cæcum, matières fécales, corps étrangers, etc. Dans la majorité des cas, cette péritonite prend une extension rapide et devient promptement mortelle, souvent au bout de deux ou trois jours. On a vu néanmoins des malades chez lesquels elle s'est localisée et a fini par disparaître devant un rétablissement complet. (Grisolle.)

Le plus souvent l'inflammation s'étend du cæcum au tissu cellulaire qui l'environne et donne naissance à une pérityphlite ; il n'est même pas très-rare de voir la typhlite menée à bonne fin, et persister autour du cæcum l'empâtement dû à la péritiphlite. Cet empâtement dure quelquefois pendant des mois entiers, mais finit toujours par disparaître. D'ailleurs, la tumeur ainsi formée est rarement assez considérable pour gêner beaucoup le malade. Une constipation plus ou moins opiniâtre est le seul inconvénient qui en résulte. Malespine raconte avoir vu l'inflammation de l'appendice vermiforme aboutir à la suppuration. Le diverticule du cæcum formait une poche purulente, longue de sept centimètres environ, la muqueuse était complètement détachée et formait un cylindre creux flottant au milieu du pus. En admettant que le fait soit authentique, c'est le seul qu'en ait constaté la science. On a vu l'appendice vermiforme, après avoir contracté des adhérences avec les organes voisins, englobé dans un abcès, mais dont jamais il n'a été lui-même le siége.

On a observé également, comme suite de typhlite, des symptômes d'occlusion intestinale, par suite de l'induration et de l'épaississement de la valvule iléo-cæcale, comme nous l'avons mentionné plus haut.

Quant à l'inflammation de l'appendice iléo-cæcal, le pronostic en est toujours grave, si nous nous en rapportons aux observations que nous avons trouvées dans le *Journ. de méd. et de chir.*, t. C. Dans chacun des cas observés, l'issue a été fatale.

TRAITEMENT.

Dans la typhlite, à quelque période qu'elle soit, le médecin a toujours une double indication à remplir, indication causale et indication morbide.

A propos de l'indication causale, nous ne recommencerons pas l'énumération des causes de la typhlite, mais nous ferons remarquer une fois de plus que l'accumulation des matières fécales joue un grand rôle dans sa production. Cette accumulation de matières étant le résultat de la constipation, c'est contre cette dernière qu'il faudra d'abord diriger le traiteme

On la combattra par la méthode des purgatifs,

ou par celle des lavements, ou par les deux ensemble, mieux encore.

Chacune, en effet, a son rôle à remplir; la première, en ramollissant les matières, en les désagrégeant, favorise leur élimination et réveille les contractions intestinales.

Les lavements, qu'on aura soin de prescrire surtout huileux, facilitent le glissement des matières; mais si la constipation se reproduisait fréquemment, il ne serait pas bon de recourir chaque fois aux lavements. Poussé avec une certaine force, en effet, et c'est l'indication dans le cas actuel, il tend à augmenter la dilatation de l'intestin; il n'est donc pas exempt d'inconvénients.

Dans la majorité des cas, ces deux moyens combinés avec l'usage des boissons émollientes, produisent l'effet demandé, si on les emploie dès le début de la maladie. Mais, à une période plus avancée, quand l'amas de matières a séjourné assez longtemps dans le cæcum, celui-ci est paralysé, surmené qu'il est par les contractions dont il a été animé.

Les purgatifs et les lavements sont alors insuffisants; l'indication est de stimuler l'intestin. On s'est bien trouvé, en pareille circonstance, de l'électricité, qui a la propriété de remplacer, jusqu'à un certain point, l'influx nerveux absent.

Si la constipation a cédé enfin devant ces moyens, on se gardera de tourmenter le malade par quelque autre médication importune. On lui conseillera le repos le plus absolu : les intestins et l'économie tout entière auront été assez secoués.

S'il reste un peu de malaise, de tension dans l'abdomen, on aura recours aux applications topiques émollientes : cataplasmes de farine de lin, arrosés de quelques gouttes de laudanum, qui auront pour effet de calmer la douleur. Si les purgatifs n'ont pas abattu la fièvre, les boissons acidulées contribueront à la faire disparaître.

Quant au régime à faire suivre, on le dirigera d'après l'intensité des symptômes qu'on a combattus. Si la fièvre persiste, le malade n'éprouvera pas le besoin de prendre de la nourriture ; mais, même en admettant que l'appétit ait reparu, on ne devra pas alimenter trop largement. Une trop grande quantité de nourriture irriterait de nouveau l'intestin et ramènerait l'inflammation qu'on a combattue.

Une diète modérée sera le meilleur moyen de prévenir de tels résultats. Le régime lacté agit très-bien en ce sens.

Quand, dès le début, la typhlite prend une allure inquiétante, si on craint une pérityphlite, il y a indication de recourir aux émissions sanguines.

Nous n'avons pas été à même d'apprécier les effets de la saignée générale en pareil cas ; mais tout le monde sait qu'on n'en use pas toujours impunément, surtout quand la maladie doit durer longtemps, et que le malade a plus besoin d'épargner ses forces. La saignée générale est avantageusement remplacée par une application de sangsues. Telle est la pratique de M. le professeur Lasègue ; les résultats qu'il en obtient la justifient surabondamment.

Quand la douleur persiste, on la combat avantageusement par l'application d'un vésicatoire *loco dolenti*.

Les bains émollients sont aussi avantageusement mis en usage. A leur propriété de relâcher les tissus se joint celle de calmer la douleur.

Il ne faudra jamais oublier que, d'un moment à l'autre, il peut se déclarer une perforation amenant à sa suite une péritonite mortelle. Pour prévenir de pareils accidents, on prescrira le repos le plus complet, le décubitus horizontal ; on administera des opiacés, dans le but de diminuer les contractions intestinales. Une précaution dont il ne faudra jamais se départir, est d'entretenir la liberté du ventre.

M. le professeur Lasègue prescrit, dans ce but, 20 grammes de citrate de magnésie, dans un litre d'eau, à prendre dans la journée. Il en résulte l'effet demandé, sans la moindre fatigue pour le malade.

On donne également le calomel à l'intérieur, à dose fractionnée, 0 gr. 10, en 10 paquets ; en même temps, on exerce sur la région cæcale des frictions avec la pommade mercurielle belladonée.

OBSERVATIONS

Obs. I.—Le nommé Vaudaine (Charles), âgé de 78 ans, concierge-surveillant, d'un tempérament robuste, mais d'une constitution assez affaiblie, entre à l'hôpital de la Pitié le 22 août 1873, service de M. le professeur Lasègue, salle Saint-Paul, lit n° 50.

Antécédents. — Il accuse, comme maladies antérieures, la rougeole à l'âge de 5 ou 6 ans, et, vers l'âge de 55 ans, une pleurésie du côté droit, pour laquelle il est soigné à l'hôpital Necker pendant deux mois.

En novembre 1870, il entre à la Pitié, pour une diarrhée datant de deux mois, qui lui occasionne chaque jour une dizaine de garde-robes très-diluées. Les coliques se font sentir depuis le matin jusqu'à midi. Le malade s'aperçoit qu'il maigrit de jour en jour et perd ses forces; incapable de continuer son service, il entre à l'hôpital et y séjourne trois mois, de novembre à février.

Pendant cette période la diarrhée persiste, il y a parfois 10 à 15 selles par nuit.

En février, des taches de purpura se manifestent sur tout le corps; M. Lasègue lui conseille de quitter l'hôpital, où les ressources étaient insuffisantes, vu le siége. Le malade sort ; la diarrhée persiste toujours, avec quelque amendement néanmoins.

En février 1873, il revient dans le service, où il reste trois mois pour une sciatique gauche.

En juillet, des varices de la jambe droite s'ouvrent et s'ulcèrent.

A ce moment, son travail de surveillant le fatigue beaucoup, et il s'aperçoit qu'il porte une tumeur dans le côté droit de l'abdomen. Fréquemment le ventre est le siége de douleurs insupportables. Dans la nuit 3 ou 4 selles : le jour peu ou point.

Il rentre le 22 août à l'hôpital, principalement pour ses varices. On lui fait prendre des bains d'amidon, et on examine l'abdomen qui présente les particularités suivantes :

Dans la fosse iliaque droite, tumeur de forme ovalaire s'étendant obliquement de l'arcade de Fallope à l'épine iliaque antérieure et supérieure, dure et douloureuse à la pression, immobile absolument, sauf dans le sens transversal vers la ligne blanche. A part cette tumeur, rien d'anormal. Le malade éprouve un malaise continuel ; appétit presque nul, pas de vomissements, quelques coliques de temps à autre ; mais assez bénignes. La diarrhée persiste comme avant l'apparition de la tumeur ; c'est surtout la nuit qu'elle se fait sentir. Du reste, jamais de sang dans les garde-robes.

L'apparition de cette tumeur doit remonter à la fin de juin ou au commencement de juillet, époque à laquelle le malade faisait péniblement son service. Le développement a été lent, quoique de temps en temps le malade ait éprouvé des douleurs assez vives. Le siége vraisemblable de la tumeur est dans les parois du cæcum avec participation du tissu cellulaire voisin. La typhlite se complique de pérityphlite.

Le 20 octobre, le malade se sent faible ; l'appétit est devenu presque nul, les digestions sont lentes, la diarrhée persiste au même degré, malgré l'administration soutenue de l'opium et du sous-nitrate de bismuth. La tumeur semble avoir quelque peu diminué, elle est moins douloureuse a la pression. La marche quoique difficile est redevenue possible. On prescrit une potion au chlorate de potasse et opium. Sous l'influence de cette médication, la diarrhée diminue un peu, mais la potion fatigue le malade, lui donne de la chaleur dans les intestins, et on la supprime.

Au commencement de novembre on applique un vésicatoire sur la tumeur. Elle diminue sensiblement.

Le 15. La diarrhée augmente de nouveau, la tumeur redevient aussi volumineuse et aussi sensible qu'auparavant. Ces accidents se calment au bout de quelques jours.

Le 20. Nouveau vésicatoire : la tumeur quoique persistant toujours, est sensiblement moindre. L'appétit reparaît ; mais la diarrhée persiste toujours. La marche est relativement facile.

Le 2 décembre, le malade sort de l'hôpital.

Remarques. — La maladie à laquelle nous

avons affaire ici est le type de la typhlite chronique d'emblée. C'est comme par hasard que le malade s'est aperçu qu'il portait une tumeur dans le côté droit de l'abdomen. La cause de cette maladie est évidemment l'ulcération du cæcum déterminée par la diarrhée qui ne l'a pas quitte depuis près de trois ans.

OBS. II. — Alfred Lang, ajusteur mécanicien, âgé de 38 ans, entre le, 6 octobre 1873, à l'hôpital de la Pitié, service de M. le professeur Lasègue, salle Saint-Paul, lit n° 29.

D'un tempérament lymphatique et d'une constitution très-faible, cet homme nous raconte qu'en 1867, après plusieurs excès de boisson, il a ressenti pendant cinq ou six jours des douleurs atroces dans tout le bas-ventre. Sur le conseil qu'on lui donne, il les traite par l'absinthe. Après quelques vomissements, les douleurs se calment : le malade peut reprendre son travail ; mais il lui reste une constipation qui dure quatre jours.

Ce phénomène se reproduit assez souvent pendant trois ans ; mais depuis 1860 jusqu'en 1873 il n'a qu'une seule attaque qui le tourmente pendant une seule journée.

Au commencement d'octobre 1873, il quitte Lille, où il exerçait sa profession, pour venir se fixer à Paris. Le dénûment complet dans lequel il se trouve le force à faire à pied le voyage de Lille à Paris.

Au bout de quatre jours depuis son arrivée, il

est éveillé vers trois heures du matin par de violentes coliques, auxquelles il ne reconnaît aucune
cause appréciable. Il dit n'avoir pas bu la veille
ni les jours précédents. Ces coliques occupent
tout l'abdomen. Le malade compare ce qu'il
éprouvait à la sensation qu'eût déterminée une
boule parcourant les intestins. La station verticale est impossible, il marche plié en deux. Pendant deux jours, les douleurs vont en augmen-
tant, et le malade entre à l'hôpital le 6 dans la
soirée. Depuis le début de son attaque il n'a pas
éprouvé de vomissements.

Etat actuel. — Le 7 octobre, le facies du malade exprime l'anxiété, les yeux sont enfoncés
dans l'orbite et entourés d'un cercle bleuâtre. Le
pouls bat 115 pulsations à la minute, la soif est
intense. Pas de sommeil la nuit. Il a bu un verre
de sirop de groseille et l'a vomi presque aussitôt.
L'appétit est néanmoins conservé. Le ventre est
ballonné et tendu uniformément. La palpation en
est douloureuse, surtout dans la fosse iliaque
droite; on sent de ce côté un peu d'empâtement;
mais ce n'est pas une véritable tumeur. Application de compresses glacées, que le malade ne
peut supporter et qu'on remplace par des cataplasmes arrosés de laudanum. On prescrit en
même temps un bain tiède et un lavement purgatif. Sous l'influence de cette médication, conti-
nuée pendant quinze jours, une amélioration
sensible se produit. La fièvre se calme, le ventre

reprend sa souplesse normale, le malade se lève et se promène dans la salle.

Tout à coup, dans la soirée du 5 novembre, des douleurs plus intenses encore que les premières se manifestent, mais cette fois seulement dans le côté droit, avec irradiation dans le reste de l'abdomen. Le malade se sent comme pris dans un étau. Les douleurs sont continues et non plus par crises. La cuisse droite contracturée est fléchie sur l'abdomen. Le testicule du même côté est remonté vers l'anneau inguinal. Pas de vomissements. Constipation opiniâtre. La palpation de l'abdomen, à laquelle le malade ne se résigne qu'avec peine, est très-douloureuse et permet de reconnaître, dans la fosse iliaque droite, occupant le cæcum, une tumeur ovalaire dont le plus grand diamètre mesure environ 9 centimètres ; le diamètre transversal donne à peine 5 centimètres. On prescrit au malade le calomel à dose fractionnée (0,10 gr. en 10 paquets). Mais bientôt il éprouve des symptômes d'intoxication mercurielle. On remplace alors le calomel par la tisane de chiendent, à laquelle on ajoute 20 grammes de magnésie par litre de tisane. Une amélioration notable se fait bientôt sentir. La tumeur diminue considérablement de volume, l'empâtement péricæcal a disparu à peu près complètement. La palpation et la percussion de la fosse iliaque droite ne sont presque plus douloureuses. La cuisse n'est plus contracturée ; les mouvements de flexion et d'extension s'exécutent sans souffrance. L'appétit est revenu. Le ventre est complètement libre. Enfin le malade sort le 1ᵉʳ décembre dans un état satisfaisant.

Nous le revoyons le 14 du même mois. La tumeur du cæcum est réduite à un très-petit volume ; on constate encore quelque peu d'empâtement péricæcal. D'ailleurs, parfois la région cæcale redevient douloureuse, mais le malade a repris son travail comme avant sa maladie. M. le docteur Landrieux, chef de clinique lui prescrit du sulfate de magnésie pour entretenir la liberté du ventre, et de la teinture d'iode pour badigeonner la tumeur.

Remarques. — Cette observation présente une grande analogie avec la précédente, seulement la typhlite est due, ici, à l'irritation longtemps entretenue du cæcum et à l'affaiblissement de ses parois, qui n'est dans l'espèce qu'un retentissement de l'état général.

Obs. III. — Dupont (Emile), âgé de 30 ans, entré à l'hôpital de la Pitié le 29 novembre 1873, salle Saint-Paul, lit n° 27. Il est d'une constitution robuste et d'une santé florissante. Il exerce la profession de teinturier.

On retrouve dans ses antécédents une pneumonie datant de quelques mois, et qui n'a pas laissé de traces, et une entérite datant de huit mois.

Le samedi 22 novembre dernier, il était rentré chez lui bien portant ; le lendemain il passe la matinée à travailler dans son jardin. Il s'échauffe, transpire et finalement prend froid : c'est surtout dans le bas-ventre que se localise cette sensation soudaine de refroidissement. Presque aussitôt, il est pris d'un léger frisson, d'un malaise général, sans autres phénomènes bien accentués. Il quitte son travail vers midi, mange sans appétit et se promène jusqu'au soir. Le malaise éprouvé le matin augmente d'intensité.

Le ventre est douloureux, ballonné, pas de garde-robes. La nuit est assez mauvaise, et le lundi le malade est obligé de garder le lit. Il prend un purgatif qui ne produit pas son effet; mais, en revanche, il a quelques nausées et des vomissements.

Le mardi, mêmes sensations douloureuses, second purgatif, persistance de la constipation, vomissements comme la veille.

Le mercredi 26, on consulte un médecin, qui conseille des frictions sur le ventre avec une pommade mercurielle belladonée, et, comme boisson, une tisane légèrement purgative; mais la constipation persiste toujours, les douleurs continuent. Le jeudi et le vendredi, même traitement, sans résultat.

Le samedi 29, le malade entre à l'hôpital. Il n'a pas de fièvre, se plaint d'une douleur siégeant dans la fosse iliaque droite, douleur sourde, continue, mais parfois aussi exacerbante, avec retentissement dans la cuisse droite, le testicule du même côté, et la région iliaque gauche. C'est sur-

tout dans la station verticale que se manifestent
les exacerbations. Le malade souffre en ce moment d'une bronchite en voie de résolution, et les
accès de toux contribuent à augmenter la douleur. Elle s'accroît encore quand on pratique la
palpation du ventre, manœuvre à laquelle le malade ne se soumet qu'avec appréhension. L'abdomen est distendu, sans toutefois offrir un développement exagéré. A la palpation, on sent dans
la fosse iliaque droite une tumeur avec un peu
d'empâtement des parties environnantes. Cette
tumeur, cylindrique, bien limitée, résistante, reproduit exactement la configuration du cæcum.
Elle rend un son mat à la percussion, tandis que
le reste de l'abdomen donne une sonorité exagérée.
L'appétit a totalement disparu.

On applique douze sangsues sur la tumeur, et
on prescrit au malade un purgatif composé de
calomel, magnésie et opium.

Le malade n'a pas de garde-robes; mais les
douleurs ont diminué, les vomissements ont cessé.
Dans la soirée, on administre un lavement purgatif, qui produit des évacuations.

Le lundi 1er décembre, le malade va mieux, la
tumeur est moins douloureuse; mais on constate
toujours sa présence. La constipation persiste, pas
de vomissements. Le soir, lavement purgatif, selles noires.

Le mardi on prescrit une limonade purgative
à prendre par verres dans la journée; mais la
constipation n'en persiste pas moins, et, pour ob-

tenir des selles, il faut recourir aux lavements.
L'état du malade est d'ailleurs excellent.

Le jeudi 4, il se lève, se promène dans la salle,
l'appétit est revenu, la guérison paraît très-pro-
chaine.

Le lundi 15, l'appétit diminue subitement, la
constipation reparaît. Le malade ne peut pas se
coucher sur le côté gauche. Il a plus de peine à
se redresser quand il est debout. Il lui arrive parfois d'avoir l'abdomen distendu par des gaz qui
se dissipent sous l'influence de l'eau de Sedlitz,
qu'il continue à prendre chaque jour.

Remarques. — On ne peut nier ici l'influence
du froid sur la production de la typhlite; mais
avons-nous affaire à une inflammation phlegmoneuse primitive, comme on en a rapporté deux
cas? Non, car, tout en tenant compte du froid,
nous ne devons pas oublier l'entérite dont a été
atteint le malade il y a huit mois.

Obs. IV.— Lavoisier (Jules), âgé de 18 ans, d'un
tempérament lymphatique, d'une constitution
assez délicate, entre, le 15 décembre 1873, salle
Saint-Paul, lit 12.

Comme maladies antérieures, le malade nous dit
avoir eu la rougeole vers l'âge de 5 ou 6 ans, et
vers 12 ans, la variole, dont il porte encore des
traces au front.

Il travaille depuis l'âge de 10 ans à porter des
paniers trop lourds pour sa force, et en 1872,

pendant qu'il porte un de ces fardeaux, une hernie inguinale gauche se déclare.

Au mois de juillet de la même année, il éprouve un soir après le dîner une forte indigestion. Des douleurs aiguës occupent tout le bas-ventre. Une constipation opiniâtre se déclare, qui cède à un lavement purgatif.

Au mois d'octobre 1873, nouvelle indigestion sans avoir pris une trop grande quantité d'aliments. Il prend une infusion de thé, dont l'absorption est bientôt suivie de vomissements abondants. Ces vomissements sont composés d'abord de matières alimentaires, puis de substances verdâtres très-amères. Les douleurs que le malade éprouve dans le bas-ventre sont plus intenses qu'à la première indigestion, mais ne présentent pas de localisation spéciale. Infusions de mauve et de tilleul qui sont rejetées pour la plupart. Les vomissements se continuent pendant quinze jours; l'appétit a complètement disparu.

Enfin les vomissements se calment, l'appétit revient, et le malade, épuisé, prend du sirop de quinquina, puis se remet à son travail.

Le 12 décembre au soir, très-fatigué comme tous les jours, souffrant dans les reins, il mange sans appétit à six heures et demie, se remet au travail jusqu'à neuf heures, puis va se coucher.

Pendant la nuit, il est éveillé par des douleurs qui partent de l'estomac et remontent le long de l'œsophage jusqu'à la bouche.

Le lendemain, samedi, le malade se lève ; mais

a peine debout il est pris de vomissements à jeun.
Il n'en mange pas moins avant d'aller à son travail; mais vomit aussitôt la nourriture qu'il vient
de prendre. Durant ces vomissements, il éprouve
de grandes douleurs dans tout l'abdomen, mais
principalement dans la fosse iliaque droite.

Le dimanche, son état ne s'améliore pas; il passe
une mauvaise journée, et le lendemain lundi il
entre à l'hôpital.

État actuel le 15 décembre. Le facies du malade n'exprime pas une grande souffrance; il a
quelque peu de fièvre, la langue est revêtue d'un
enduit humide; anorexie complète, céphalée
très-intense.

La constipation, qui durait depuis trois jours, a
cessé le matin, une selle spontanée s'est produite.

Le ventre dur et ballonné est très-douloureux à
la palpation. La percussion donne un son tympanique assez uniformément répandu sur tout
l'abdomen, sauf dans la fosse iliaque droite, où,
sans être absolument mat, il est moins clair. La
palpation permet de constater au niveau de la
matité une tumeur ovale allongée, mesurant dans
son plus grand diamètre, de 10 à 12 centimètres
et 5 à 6 dans le sens transversal. Cette tumeur
est dure et rénitente. Contracture des muscles de
la cuisse droite, dont les mouvements de flexion
sur le bassin sont très-douloureux. Application
de quatre sangsues sur la tumeur; comme boisson
on prescrit une limonade (20 grammes de citrate
de magnésie dans un litre d'eau).

Le 16. Le malade a passé une bonne nuit, il a eu trois selles assez abondantes sans coliques, le ventre est moins dur, moins ballonné, la palpation n'est plus douloureuse. La tumeur a quelque peu diminué de volume.

Le 17. Les évacuations continuent toujours sans coliques. Seulement le ballonnement au ventre n'a pas beaucoup diminué. La tension semble même plus prononcée. On prescrit un bain tiède qui soulage le malade. Continuation de la limonade au citrate de magnésie.

Le 18. Amélioration de tous les symptômes, sauf le ballonnement du ventre qui ne diminue pas. L'appétit est revenu. Le malade sent qu'il pourrait manger davantage.

A. Parent, imprimeur de la Faculté de Médecine, rue Mr-le-Prince, 31.